Sådan blev jeg pænt rynket og knoglet

Min personlige guide til at smide overflødige kilo og komme i topform

Dedikeret tak

Denne bog er dedikeret til min far, Christer Rosenkrands, som ad flere omgange har været min inspirationskilde og fortsat viser vejen til en relativ sund livsførelse. Han er samtidig et levende bevis på, at man godt kan være fysisk aktiv, selvom man ikke længere er nogen vårhare.

Herudover vil jeg med denne bog sende en kærlig tanke til min mor, Kirsten Rosenkrands, samt mine fire bedsteforældre, Vivi og Kaj Rosenkrands og Erna og Oskar Nielsen. Alle omtales de i bogen, og alle fem har overøst mig med kærlighed og inspireret mig i livet på hver deres måde.

Endelig vil jeg rette en særlig tak til to personer, der har ydet mig værdifuld sparring med bogen. Dels Pernille Musgaard Glintborg, som endnu en gang har bidraget til at gøre teksten skarp, og dels til Dorte Toft Pedersen, som har hjulpet mig med at gøre kommunikationen af bogen både målrettet og tydelig.

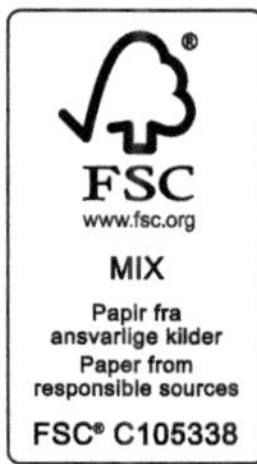

Sådan blev jeg pænt rynket og knoglet

Min personlige guide til at smide overflødige kilo og komme i topform

Forlag: BoD - Books on Demand, Hellerup, Danmark

Tryk: BoD - Books on Demand, Norderstedt, Tyskland

ISBN 9788743046899

Indhold:

Kapitel 1. Jeg har selv været i mange former

De fleste kender til udfordringerne med at holde på formerne.

Sådan har det også været for mig det meste af mit liv.

Eksempelvis fik jeg i 2018 følgende bemærkning med på vejen af min nu salig bedstemor:

'Nå, man kan godt se, at du er blevet kommunal'. Hvorefter hun gav et nik mod min lille topmave. Jeg var nu ikke blevet kommunalt ansat, men hun havde ret i, at jeg var blevet ganske velnæret efter en hård periode med mange udfordringer i livet.

I dette kapitel vil jeg fortælle om, hvordan mit kost- og motionsliv har formet sig, og hvordan der skete noget afgørende og banebrydende i 2020.

Inden jeg kommer så langt, vil jeg vise dig to billeder. Et taget i efteråret 2017 af Gert Laursen (det til venstre) og et taget i efteråret 2020 af Bertel Bolt. Selvom vinklen, mimikken og baggrunden ikke er identisk, så er det samme person.

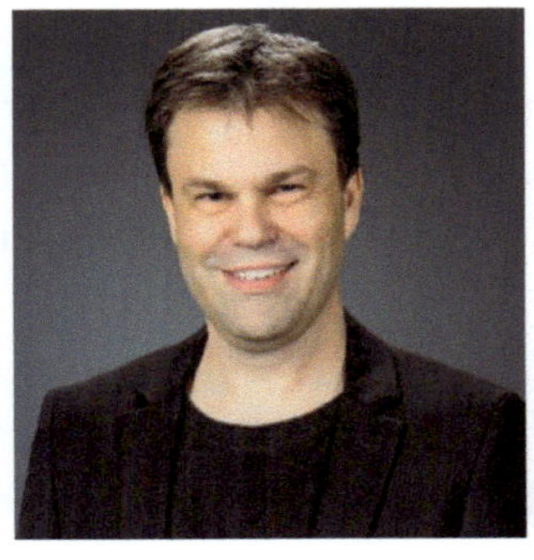

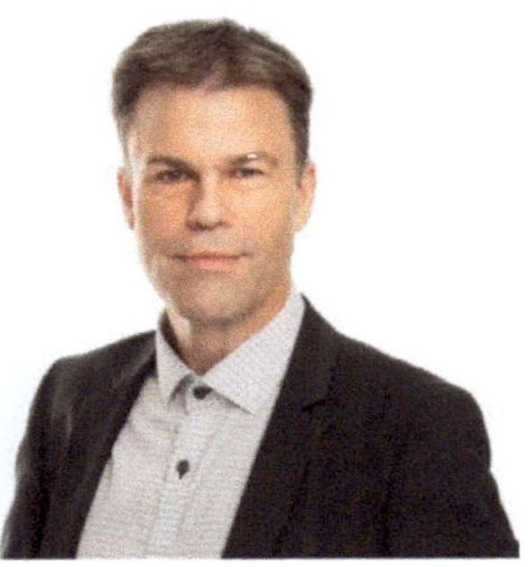

Jeg synes jo selv, at jeg står lidt skarpere på det nyeste foto. Der er i øvrigt et sted mellem otte og ti kilo til forskel på de to versioner af mig.

Jeg elsker kager og hvidt brød

Selvom jeg her på mine mere modne dage nok til tider kan være en anelse fanatisk i min tilgang til kost og motion, så er jeg langt fra en afholdsmand.

Jeg er vild med alle former for hvidt brød, og ser det gerne belagt med både smør og ost. Desuden er jeg bestemt også på kageholdet – især dem i wienerbrødsgenren.

Tilsvarende er jeg ret glad for chokolade og visse typer slik, men forsøger at begrænse indtaget.

Men jeg ved, at det alt sammen er noget, der tæller godt op i kalorietallet og derfor noget, som jeg skal have nogenlunde styr på, når jeg vil holde mig slank eller tabe mig.

At tabe sig er ganske simpelt, men også svært

Kroppen har brug for kalorier, men kun et vist antal. Tilfører du mindre, end der er behov for, så taber du dig, mens du kan forvente vægtøgning, hvis du spiser flere kalorier, end kroppen har brug for.

Så langt, så simpelt.

Basis for ethvert vægttab er derfor, at du har styr på dit kalorieregnskab. Og her kan vi ofte være i fornægtelse eller måske blot uvidende om, hvordan status er.

Sådan en ganske almindelig sund bolle på 80 gram indeholder typisk omkring 200 kalorier. Smører du den med smør og lægger to skiver ost på, når du ret let op på minimum 400 kalorier. Dermed har du indtaget en relativ stor mængde kalorier på et lille måltid, som formentlig ikke kan mætte dig – ikke engang på kort sigt.

Det, der samtidig gør vægttabet vanskeligt, er jo, at livet er fyldt med fristelser. Og når det kommer til kalorierne, er livet tilmeld fyldt med daglige fristelser. Der er derfor meget, som vi enten skal sige nej tak til eller indtage mindre af. Det kræver uomtvisteligt, at du ejer en smule selvdisciplin.

Herudover tager det tid, før vægttabet ses eller mærkes. Går man ganske moderat til sagen, kan der derfor sagtens gå to uger, inden man kan se eller mærke blot en ganske lille effekt.

Et vægttab kræver derfor også en vis tålmodighed.

Ejer man hverken selvdisciplin eller tålmodighed, så er det her, man skal sætte ind først.

Tynd, tyk, wannabe fit, buttet og tynd igen

Jeg har aldrig været fed.

Hvis jeg selv skal sige det.

Men jeg har i kortere overgange været til den tykke eller buttede side. Det vil jeg komme nærmere ind på i de efterfølgende afsnit. Lige nu vil jeg blot fortælle, at jeg blev født som en lille, tynd fyr, hvilket jeg også er i dag.

Nej måske ikke lille, men mindre end gennemsnittet, og måske hellere ikke tynd, men noget der minder om det.

Samtidig er det ikke sådan, at jeg har følt, at jeg skulle passe på med, hvad jeg spiste. Tværtimod har jeg spist, hvad jeg har haft lyst til, og forsøgt at regulere vægten via motion, som altid har betydet meget for mig, siden jeg i mine teenageår begyndte at løbe og styrketræne.

I de næste afsnit vil jeg komme nærmere ind på min yoyo-vægt, og hvad der forårsagede den.

Den lille, tynde fyr kan lide peanutkugler

Den 3. december 1968 kom jeg til verden på Rigshospitalet. Jeg var et lille skravl og var i de første mange år en tynd, lille fyr med en i øvrigt meget lille, smal mås, har jeg efterfølgende fået fortalt.

Jeg husker det ikke selv.

Til gengæld har jeg ret klare erindringer om det tidspunkt, hvor det i løbet af en måneds tid lykkes mig at blive tyk eller måske bare buttet. Det skete i en sommerferie i 5. eller 6. klasse, hvor jeg var på besøg hos min farmor og farfar, som boede i en lejlighed på 3. sal i Friheden, Hvidovre. Her sad jeg og spiste masser af peanutkugler, Limpa og Ørkensand, alt imens jeg pløjede mig igennem Anders And blade, Jumbo bøger og deslige. Limpa er svensk, hvidt sirupbrød med masser af kalorier, mens Ørkensand er svenske småkager med en endnu større overflod af kalorier.

Min farmor lavede også helt almindelig dansk mad, selvom hun var svensker. Det spiste jeg også med stort velbehag.

Jeg fik da også motion, men det var mest, når der skulle hentes flere peanutkugler.

Sixpack og skovtur

To billeder står helt tydeligt for mig – selvom jeg ikke har dem i fysisk form. Det ene blev taget, da jeg efter turen hos min farmor og farfar stod foroverbøjet over et badebassin i mine forældres have på Borgergade 57 i Glejbjerg. Billedet var taget bagfra og viste tydeligt, at min mås ikke længere var hverken lille eller smal.

Jeg forestiller mig, at plasket må have været stort, da jeg ramte vandet.

Det andet billede er fra en kanotur i Sverige sammen med min far, samt farbror og fætter. Det er taget nogle år senere end det i Glejbjerg, og her er jeg på vej op af vandet og ser overraskende veltrænet ud.

Jeg husker ikke i hvilket omfang, jeg blev sat på diæt, da jeg kom hjem fra Hvidovre, men jeg er sikker på, at min kære mor holdt et vågent øje med min vægt, så den kunne blive normaliseret.

Samtidig husker jeg, at jeg lidt senere begyndte at interessere mig for løb og styrketræning. Min far og bedstefar var forbilleder i forhold til løb, mens Stallone var det med styrketræningen. Min far sørgede for, at jeg fik mit helt eget træningssæt med både stænger, vægtklodser, stativ og bænk.

Bajere, fester og pizza

Et af de tidspunkter, hvor jeg peakede motionsmæssigt, var i mine tyvere, hvor jeg for første gang løb maraton – og i øvrigt første og eneste gang kom under de, for mig, magiske fire timer. Der er samtidig ingen tvivl om, at jeg i denne tid ikke holdt mig tilbage i forhold til fest og ballade og indtag af alkohol og usund mad, selvom jeg passede lidt på op til maratonløbene.

Det var, da jeg boede i Aarhus sammen med min daværende kæreste, og vi begge studerede. Vi havde en lejlighed, som ofte var centrum for en god fest. Jeg vil ikke sige, at vi levede et decideret usundt liv, men helt sundt var det heller ikke, når jeg tænker tilbage på mit indtag af alkohol og fastfood. Men vi levede nok blot som de fleste unge mennesker under uddannelse gør og gjorde.

En forbandet allergiker

Som jeg nævnte tidligere, blev jeg født som et lille skravl, og jeg havde helt sikkert ikke overlevet de første leveår, hvis ikke vi levede i et velfærdssamfund med et godt sundhedsvæsen. Som barn døjede jeg meget med pollenallergi. Som voksen er det blevet meget bedre. Til gengæld udviklede jeg allergi mod de fleste pelskræ. Jeg husker, at vi havde kat, da jeg var lille, og hund da jeg blev større. Hvornår allergien satte ind, husker jeg ikke, men ved blot, at jeg som voksen ikke kan være ret længe i stue med en kat og andre dyr med den slags pels, før jeg begynder at kunne mærke det på vejrtrækningen.

At jeg har astma, gør ikke udfordringen mindre. Astmaen blev i øvrigt konstateret, da jeg var ved militæret, så det var ikke den fedeste oplevelse, når man knapt nok kunne følge med de tykke drenge.

Der var et stort dilemma i allergien/astmaen. Om vinteren var luften lige lovlig kold at trække ned i lungerne – det kunne og kan endog gøre ondt. Så mine elskede løbeture var ikke den store fornøjelse. Omvendt havde mine lunger stor gavn af motionen, som var med til at holde i det mindste astmaen i nogenlunde skak.

Jeg var i mange år ikke god ved min krop, så jeg gik nærmest hver vinter i motionsdvale med de udfordringer, det giver, når man så skal starte op igen. Dog havde jeg en periode frem til omkring de tredive, hvor jeg på grund af maraton, som jeg løb ti gange i alt, var nødsaget til at holde mig nogenlunde i form året rundt. Specielt den periode, hvor jeg boede nede i Lalandia ca. '95-'98, var formen OK – uden dog at peake.

Elendig skiløber og fjeldræv

I slutningen af 90'erne rendte jeg ind i mine fem børns mor. I starten løb jeg som nævnt maraton og havde nogenlunde styr på mit legemes tilstand.

Siden fik vi børn, hvilket ikke betød mindre motion, for der blev da travet noget rundt med barnevogn i min skønne datters første par leveår i både Nykøbing Falster og Nuuk.

Der hvor der skete en ændring var, da vi flyttede fast til Grønland, og jeg var alt for dårlig til at komme ud og motionere.

At jeg også havde et krævende job med en del rejseaktivitet, gjorde det heller ikke lettere at komme af sted. Samtidig var jeg ret elendig til at stå på sti, og interesserer mig ikke synderligt meget for hverken jagt, fiskeri eller fjeldvandring.

Den eneste grund til, at jeg ikke vendte lettere overvægtig retur til Danmark var, at jeg dels skovlede sne om vinteren og dels lagde mange kræfter i en udgravning af kælderen i vores andet hus i Grønland et halvt års tid, før vi vendte retur til Danmark.

Så motion kan komme i mange former.

En epoke var slut

Hjemvendt til Danmark i 2010 forsøgte jeg at genoptage løbningen.

Men jeg måtte konstatere, at de udfordringer jeg faktisk allerede oplevede, før jeg tog til Grønland, vendte forstærket retur.

Det var primært, at min fod summede, og at det smertede i det område, hvor iskiasnerven er hæftet fast på indersiden af måsen.

Jeg havde tidligere fået kiropraktorbehandling og skulle måske være gået videre af behandlingsvejen. Specielt fordi jeg i dag har stor glæde af massage ved andre skavanker, og at der er håb om, at massagen også kan løsne op omkring iskiasnerven.

Men løb slider jo også på knæene, hvilket jeg dog ikke selv havde oplevet de store problemer med. Alligevel begyndte jeg at overveje alternativer til løbetræning.

Der skulle dog gå mere end et år fra hjemkomsten, før jeg aktivt tog konsekvensen: Jeg købte en cykel.

En god, men billig mountainbike, som jeg kunne sætte i bevægelse på den gamle, nedlagte jernbane mellem Glyngøre og Skive.

For dig, der eventuelt ikke kender strækningen, så er det en natursti bestående af hårdt trampede småsten, som er meget velegnet at cykle på med relativt brede, og meget punkterfrie, dæk.

Også her kom inspirationen fra min far, som nogle år tidligere også havde opgivet løbningen og var blevet rigtig glad for at cykle. Og da jeg er en af de absolut største Tour de France-entusiaster, i hvert fald i Durup, tænkte jeg, at cykling nok også var noget for mig. Og faktisk var cykling ikke helt nyt for mig. Jeg havde i mine unge år flere gange taget den ca. 25 kilometer lange tur fra Glejbjerg til Esbjerg på racercykel.

So, what's not to like?

Det lange, seje træk

Perioden fra 2012 til 2019 var særdeles begivenhedsrig, hvis man kan sige det på den måde. Jeg blev skilt, mistede min kære mor til kræften, mistede mit job, fik en ny kæreste, blev fuldtidsiværksætter, fik et nyt job, som jeg skiftede med endnu et nyt job og endnu et efter det.

Jeg forsøgte at holde nogenlunde fokus på mine fem dejlige børn i denne periode, da de trods alt både var og er det absolut vigtigste i mit liv.

Det var en lang og sej proces med mange udfordringer.

En ting blev dog stadig mere klar for mig i denne turbulente tid: Det var vigtigt, at jeg holdt mig i en rimelig god form, så jeg øgede mine chancer for at være der i mange år for mine børn. Desuden var overskuddet også større, når formen var god. Og med både astma, tendens til forhøjet blodtryk og et par andre skavanker, så var motion en ekstra vigtig ingrediens for et godt liv for mig.

Som nævnt har jeg aldrig tidligere gået ret meget op i kosten. Jeg har stort set spist og drukket det, jeg har haft lyst til, og så motioneret mig til et eventuelt vægttab. Samtidig har jeg primært drukket alkohol for effektens skyld. Jeg har altid foretrukket et glas cola til aftensmaden frem for vin, øl m.v. Så det, at jeg kun sjældent drikker alkohol, giver mig en fordel, når det kommer til både kalorieindtag og træning.

En mager cykelsmølf

I april 2019 skete der noget.

Her besluttede jeg mig for, at nu skulle jeg i form, og at den skulle holdes.

Jeg cyklede og cyklede og cyklede. Jeg kom også i form, og jeg holdt den også på et rimeligt fornuftigt niveau over den kommende vinter, hvilket var første gang i mange, mange år. Jeg kom endda også i rigtig god form.

Som du ved nu, går jeg pænt meget op i Tour de France. Derfor vidste jeg, at vægten betyder noget i cykelsporten – formentlig også selvom der ikke er hverken bjerge eller bakker i Durup.

Derfor besluttede jeg mig for at se, om jeg kunne smide et par kilo og på denne måde blive endnu hurtigere på cyklen. Og også her vidste jeg, at rytterne fokuserede på kosten, hvorfor jeg gik i gang med at registrere mit kalorieregnskab.

Det blev en øjenåbner og et vendepunkt i mit liv.

Jeg havde indtil videre blot spist mere, når jeg motionerede mere – og måske haft en tendens til at fortsætte spiseriet i højt gear efter, at motionen var kommet ned i lavere gear.

I løbet af en måned tabte jeg over fire kilo ved blot at passe en smule på med, hvad jeg spiste om aftenen.

Jeg tabte mig så hurtigt, at jeg blev bekymret for, om jeg var syg. Derfor satte jeg projektet på standby, indtil jeg atter havde taget lidt på og dermed kunne konstatere, at vægttabet alene skyldtes fokus på kosten. Derefter blev kostprojektet genoptaget, og jeg endte med at gå ca. to størrelser ned i bukser og blive en anelse mere rynket.

Onde tunger vil mene, at jeg også kom til at se lidt mere knoglet og lille ud.

I mit livs form og i kontrol

I 2020 var jeg i mit livs form efter, at jeg havde tabt de første fire til fem kilo og smadret alle mine gamle rekorder.

'Rekorder, hvad går det ud på?', tænker du måske?

Jo, ser du, 99,9 procent af samtlige af mine cykelture er noteret i et regneark, hvor jeg også noterer mellemtider og alt muligt andet relevant for den pågældende tur.

Jeg nåede lige at styrte og slå mig ganske voldsomt i foråret samme år, men vendte retur med fornyet styrke og en til tider øm hofte.

Hvad så i dag?

Jeg bliver arrig som en gal smølf, når det ikke går så hurtigt, som jeg gerne vil. Ikke sjældent har skraldespanden fået sig et los, når jeg er kommet hjem fra en cykeltur. Samtidig nægter jeg at acceptere, at jeg skulle have peaket i 2020. Og jeg er sikker på, at jeg har ret.

Selvom jeg ikke har cyklet nær så mange kilometer i 2021 som 2020, så har jeg været blot få sekunder fra rekorden på min korteste rute (12,2 kilometer). Jeg har nemlig kørt stort set lige så mange tur som i 2020, men blot kortere.

Endvidere er der den ikke uvæsentlige detalje, at såvel terræn som vejr skal være optimale, før hastigheden også er det. Er det blæsende, mister jeg mere tid i modvinden, end jeg kan hente i medvinden. Og er det vådt terræn, tager det generelt toppen af farten på hele ruten.

Den dag jeg skulle have sat rekord i 2021, var forholdene for sidste gang det år helt perfekte. Men så var der en mand med en kniv og en venlig nabokone, der advarede og forsinkede mig. Jeg endte derfor 15 sekunder efter rekorden – men dog med livet i behold og uden knivoverfald.

Det lyder måske nok vildere, end det var. For jeg så ingen mand med kniv, men det gjorde til gengæld både nabokonen og en mand på knallert.

Rekorden har jeg sidenhen i 2022 slået med både 15 og 21 sekunder, hvilket dog også skyldes en ny cykel.

Jeg vil fortsat sige, at jeg er i mit livs form – selvom jeg som regel kun peaker i løbet af sommeren og sensommeren, hvor vejrforholdene er gunstige. Jeg kommer også ud om vinteren, og jeg er desuden begyndt at styrketræne igen i efteråret 2021.

Jeg er også styrtet igen, og besluttede mig umiddelbart derefter for at anskaffe mig en ny cykel. Begge gange jeg er styrtet, kunne jeg havde undgået det. Den første gang ved at have anskaffet mit triatlonstyr tidligere, så jeg havde haft ordentlig fat, da jeg kørte over et mindre hul, foroverbøjet og med hænderne blot hvilende på styret og med godt 30 kilometer i timen. Den anden gang ved at køre lidt mere henholdende, da jeg vidste, at der måtte ligge væltede træer, når man begiver sig ud på en tur lige efter en storm (Malik) har lagt sig – og så skulle jeg også have fået fixet de bremser noget før.

Min nye cykel er større og har større tandhjul – jeg er sikker på, at det bliver godt, når vejret bliver lunere. Jeg har allerede nærmet mig de gamle rekorder i foråret 2022, og tilmeld slået et par stykker. Foråret er ellers ikke en periode med rekorder, så jeg er ganske optimistisk i forhold til sæson 2022.

Men mindst lige så vigtigt er det, at jeg nu har fået styr på vægten. Den holder sig på knapt 70 plus/minus.

Skal jeg passe mit seneste jakkesæt fra foråret 2019, så skal det være noget mere plus end minus, og reelt set må jeg nok erkende, at det kun blev til tre-fire gange brug af det sæt, da brugen faktisk vil kræve, at jeg tager omkring fire kilo på, og så er det nok bedre at investere i et nyt sæt.

Skal jeg passe mine elskede sorte bukser fra julen 2020, så skal der ikke være alt for meget plus på de knapt 70 kilo, hvilket i skrivende stund på ingen måde er et problem, nærmest tværtom.

Men for første gang i mit liv bestemmer jeg selv, hvad jeg vil veje.

Og det er lidt fedt.

Kapitel 2. Så hvad har jeg helt konkret gjort?

Det, der var rigtigt at gøre for mig, er ikke nødvendigvis det rigtige for dig.

I dette kapitel fokuserer jeg på at forklare, hvad der har virket for mig. I kapitel 3 giver jeg mit bud på, hvad du selv kan gøre.

Målsætning som jeg kunne indfri

Da jeg besluttede mig for at komme i form igen, lagde jeg mine ambitioner på et niveau, hvor jeg både var sikker på, at jeg kunne honorere det, og at det samtidig ville bidrage til en forbedret kondition.

Nu er det ikke fordi, jeg ellers er inaktiv. Jeg har et OK aktivitetsniveau i løbet af dagen, men har jo i årevis haft et job, hvor jeg ikke var eller er særligt fysisk aktiv.

Fra mine bedste løbedage havde jeg gode erfaringer med at komme af sted minimum tre gange om ugen i gennemsnit. Og samtidig, at der ikke gik alt for mange dage i træk uden, at jeg kom af sted. Det var bestemt ikke altid, at jeg kunne holde det i mine løbedage, men tre gange om ugen er jo ikke uoverstigeligt – heller ikke i vinterperioden, hvor man så kan smutte af sted lørdag og søndag og desuden finde en enkelt dag i løbet af ugen.

Så det var de tre gange om ugen, jeg satte som mål, da jeg i april 2019 startede mit 'komme i form'-projekt.

Og med nogle ganske få undtagelser har jeg ligget på eller over denne målsætning om minimum tre ugentlige motionsdage og meget sjældent mere end en uges pause.

Resultaterne udeblev da heller ikke, og min form blev stille og roligt bedre og bedre.

I dag arbejder jeg fortsat med samme målsætning – om end det i den mørkeste vintertid godt kan gå med to til tre ture pr. uge. Alligevel har jeg indtil flere gange taget to korte dobbeltture i nogle weekender. Dette for at holde fokus på pulstræningen, selvom jeg næsten altid kører fuldt smadder, uanset hvad dette så rækker til.

Jeg har dog også fundet ud af, at det ind imellem er godt med en pause på en uges tid – selvom det går lidt ud over træningen på den korte bane. Men jeg er ikke selv al for god til at tage pause – det sker næsten kun i forbindelse med styrt eller, at min gamle cykel har været på værksted i længere tid.

Jeg plejer at lytte lidt til kroppen – gør det efter en cykeltur ondt andre steder end benmusklerne, eller er benmusklerne mere ømme, end hvad turen 'berettiger' til, så tager jeg det som et tegn på, at jeg skal tage den lidt mere med ro. Man kan jo ikke konstant være i peakmode, selvom man gerne vil.

Sætte forsigtige mål indenfor ukendt territorie

Jeg havde tidligere ad flere omgange tabt mig synligt via min løbetræning. Men jeg havde aldrig forsøgt at tabe mig ved at kigge på kosten – bortset fra et par kortvarige sympatislankekure med tidligere partner.

Min erfaring fra løbetræningen var, at der gik et par uger, inden effekten indtraf. Dette passede som regel med, at jeg var meget tæt på at miste tålmodigheden og af og til faktisk allerede havde mistet den.

Jeg var således på ukendt territorie, da jeg satte mig for at tabe mig via kostfokus.

Derfor satte jeg mig et mål, der var foreslået af den app, jeg anvendte. YAZIO hedder den, og du kan her se et skærmprint af den øverste del af YAZIO's forside.

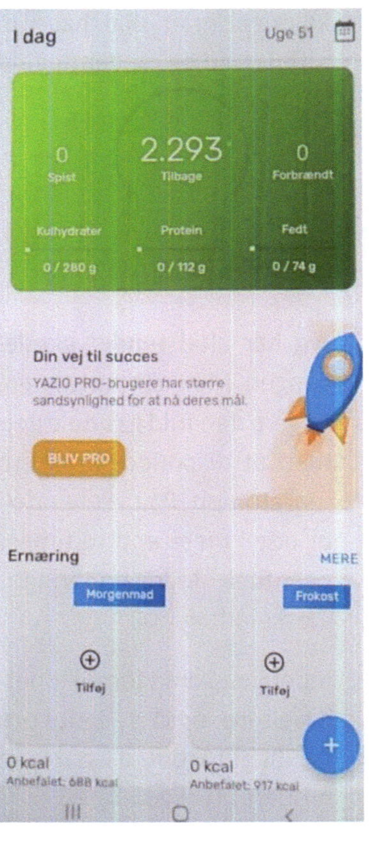

I den slags apps kan man selv sætte start- og slutmål ind, så udregner app'en, hvor mange kalorier man må spise. Den fortæller også, hvor meget du taber i løber af en uge, hvis du holder dig på det foreslåede niveau og fastholder det angivne aktivitetsniveau.

Det 'normale' i YAZIO, var ca. et halvt kilo om ugen, hvilket betyder, at man skal lægge sin kost ca. 500 kalorier lavere, end hvad man ellers ville indtage. Dette flugter også med Sundhedsstyrelsens anbefalinger.

Jeg satte mig i første omgang for at smide to til tre kilo i løbet af fire til seks uger. Jeg husker ikke længere det nøjagtige. Men i hvert fald gik det meget hurtigt, da jeg skruede ned for kalorieindtaget.

På skærmprintet kan du se, hvordan man kan følge med i, hvor mange kalorier man har tilbage, samt i hvor høj grad man følger anvisningerne for indtagelse af fedt, kulhydrater og protein. App'en giver også et forslag til, hvor mange kalorier, man skal have pr. måltid (morgenmad, frokost, aftensmad og mellemmåltid).

Da jeg tog billedet her, var jeg ikke begyndt på dagens indtagelser og aktiviteter. Derfor ser du en del nuller.

Øget forbrænding

Jeg har altid fundet glæde ved at motionere i lang tid ad gangen. Men det harmonerer ikke så godt med, at man gerne vil give den fuld gas hele vejen, hver gang. Så her arbejder jeg med at disponere kræfterne ligesom under mine tidligere maratonløb. På cykel er det især de helt lange ture, hvor jeg er ude i mere end to timer, hvor jeg for alvor mærker til en eventuel fejldisponering eller manglende føde- eller væskeindtag.

Inden jeg kom i form i løbet af 2019, var det faktisk alle mine cykelture, også de helt korte, hvor jeg risikerede at brænde for meget krudt af i starten. Så der var 'fuldt smadder' meget moderat tempo.

Ret hurtigt begyndte jeg at køre en del ture på 48 eller 59 kilometer.

Men selvom jeg elsker den udfordring, det giver for både kondition og forbrænding, så har jeg i 2021 ikke taget så mange af disse ture. Den primære årsag er, at det koster for mange kræfter, og at vejr og vind kan gøre det til en ekstra udmagrende oplevelse.

Ambitionerne om de længere ture er der fortsat – og her i 2022 har jeg så småt genoptaget turene, og er blevet meget bedre til at lytte til kroppen. Eksempelvis har jeg et par gange afkortet ruten og nøjedes med 48 kilometer, fordi jeg kunne mærke, at det ville koste for mange kræfter køre længere.

Jeg skiftede også bilturen til Brugsen efter fredagsslik ud med en gåtur. Og forsøger i øvrigt at GÅ ned og handle, så ofte jeg kan. Der er en lille kilometer derned, så det hjælper også på forbrændingen – ud over, at man også er en lille smule miljøbevidst.

I det hele taget forsøger jeg at være så fysisk aktiv, som jeg kan.

Jeg forsøger også at stå op mest muligt, når jeg er ved mit skrivebord på jobbet.

Slapt hængende maveskind

I mine unge dage dyrkede jeg, som nævnt, en del styrketræning og var i perioder ganske veltrænet. En veltrænet krop er dog ikke den vigtigste årsag til, at jeg er gået i gang med styrketræningen.

Derimod var det i første omgang for at styrke overkroppen, som jo ikke blev trænet nær så meget som benene, når jeg tonsede af sted.

Og så havde jeg en drøm om atter at blive rigtig god til armbøjninger, som jeg var i mine unge dage.

Dette var alt imens, at en del kilo var forsvundet. Jeg tabte, som nævnt, meget hurtigt de første fem kilo.

Maveskindet var derimod fortsat til stede i nærmest fuld længde. Det så ret sjovt ud, når jeg lavede armbøjninger i 2020, og det var lige før, at maveskindet ramte gulvet, før jeg overhovedet bøjede armene.

Skindet er heldigvis en elastisk størrelse, som med tiden kan både udvides og trække sig sammen. I dag hænger det ikke ret meget og jeg har en drøm om at få skindet trukket helt ind til kroppen igen – Daniel Craig er mit forbillede. Han er lidt ældre end mig, men betydeligt mere veltrænet. Så her er der noget at gå efter.

Jeg kommer ikke uden om disciplinen

Det kræver disciplin at få opgjort sit kalorieregnskab. Også selvom jeg havde en app til at hjælpe mig. Jeg kom ikke udenom at nærlæse varedeklarationer og ej heller at veje maden.

Specielt i starten, hvor jeg ikke anede, hvad ting vejede, og hvor mange kalorier, der var i. Mange dagligvarer var dog noteret i app'en, så jeg kunne fremsøge det ret hurtigt.

I begyndelsen var jeg hyperdisciplineret og vejede alt. I dag bruger jeg rigtig meget kopifunktionen, når jeg skal have noget, jeg har fået før og i cirka samme mængde – eksempelvis når jeg skal have yoghurt med mandler, rosiner og sukker. Ja, sukker!

Jeg bruger heller ikke længere app'en altid. Men i perioder vender jeg retur til den. Specielt hvis jeg føler, at bukserne begynder at stramme lidt, eller at mit spejlbillede bevæger sig i den gale retning i forhold til Daniel Craigs overkrop.

I julen 2021 glemte jeg alt om kalorier i ca. 14 dage og tog ganske hurtigt et par kilo på. Siden da er jeg gået retur til app'en og har for længst smidt de ekstra par kilo, samt yderligere et par stykker.

I skrivende stund anvender jeg ikke app'en, men har forsat fokus på kost og motion.

Jeg har fra starten af 2022 indledt forberedelserne til en forrygende cykelsæson, hvor Tour de France kommer til Danmark og Post Nord kommer til Durup. Jeg skal godt nok ikke deltage, men se det, det skal jeg, om end Touren nok bliver fra tv-skærmen som vanligt.

Kapitel 3: Hvad kan du selv gøre?

I dette kapitel vil jeg komme med mine bedste råd til dig, der gerne vil tabe dig og/eller komme i bedre form gennem kost og motion.

Jeg håber, at du vil finde inspiration undervejs.

Erkend at kosten er den afgørende faktor for vægttab

Det er rigtig godt, hvis du motionerer mere. Det øger forbrændingen, det styrker din krop, og det øger dit velvære. Men du skal virkelig motionere ekstremt meget, hvis du vil tabe dig alene herigennem.

Lad mig give dig nogle eksempler, som er baseret på en gennemsnitsbetragtning. Du vil derfor kunne finde eksempler andre steder, hvor kalorieforbrændingen er angivet anderledes, end de her nævnte.

Men nu til eksemplerne, som også er samlet i tabellen nedenfor.

Du beslutter dig for at tage en rask gåtur en times tid hver aften. Det vil øge din forbrænding med ca. 275 kalorier pr. dag og ca. 2000 pr. uge. Hvis du kommer af sted en time hver eneste dag alle ugens dage, vil du tabe dig godt og vel et kilo pr. måned, hvis du ikke ændrer på andre ting.

Et kilo på en måned er jo ganske fint, men det er en ret stor indsats, der skal til.

Er du mere til løb og tager en tur på en time fire gange om ugen (10 kilometer i timen), så forbrænder du godt 600 kalorier pr. gang og ca. 2500 pr. uge. Kommer du af sted fire gange en time hver uge, så vil der af denne vej ryge omkring halvandet kilo pr. måned, hvis du ikke ændrer på andre ting.

Er du mere til cykling på landevej, så skal du enten af sted i længere tid eller flere gange for at opnå samme effekt som løb. Tilsvarende gælder for svømning og en række andre sportsgrene.

Du skal således virkelig være villig til at bruge mange ugentlige timer på at opnå en effekt via motion alene. Og starter du fra nul motion, er ovenstående jo nærmest uoverstigeligt og i øvrigt heller ikke for klogt, idet du skal starte stille og roligt op for at undgå skader.

Gennemsnitlig forbrænding ved forskellige motionsformer. Afhænger bl.a. af intensitet, form, kropsvægt og omgivelserne		
Motionsform (en time)	*Gennemsnitlig kalorieforbrænding*	*Gennemsnitligt vægttab på en måned*
Rask gåtur	275 pr. gang	30 x pr. mdr.: Godt 1 kg.
Løb (10 km/t)	600 pr. gang	17 x pr. mdr.: Ca. 1,5 kg.
Cykling på vej	400 pr. gang	19 x pr. mdr.: Ca. 1 kg.
Brystsvømning	330 pr. gang	23 x pr. mdr.: Ca. 1 kg.
Padeltennis	590 pr. gang	13 x pr. mdr.: Ca. 1 kg.

Finder du i stedet 275 kalorier dagligt ved at ændre en lille smule på kosten, så får du samme effekt som gåturen uden at bevæge dig en meter.

Skærer du 350, får du 'løbeeffekten' – igen uden at tage så meget som et eneste skridt. At det vil være godt at bevæge sig samtidig, er selvfølgelig indlysende og anbefales i øvrigt også af eksperterne.

Og prøv så at tænke på, hvordan det vil gå, hvis du både fokuserer på kosten OG øger forbrændingen samtidig. Så er det ikke urealistisk at smide et par kilo om måneden – og dermed en øget risiko for en periode med slapt maveskind 😊.

Få styr på kalorieregnskabet

Når du har erkendt, at der ikke er nogen vej udenom kosten, så er det næste vigtige skridt at få styr på dit kalorieindtag.

Hvor meget spiser og drikker du egentlig? Her tænker jeg på dit totale indtag – også det du måske forsøger at skjule for dig selv eller for andre. Det hele skal med.

Heldigvis er det sådan, at jo mere du vejer, desto flere kalorier kan du indtage og stadig tabe dig.

Lad os kigge på de tommelfingerregler, som blandt andre Sundhedsstyrelsen arbejder ud fra.

Vejer du 100 kilo og er du overvægtig, så kan du indtage omkring 2400 kalorier dagligt og alligevel tabe dig omkring halvandet kilo pr. måned alene via kosten, mens en normalvægtig person, der vejer 80 kilo vil fastholde sin vægt ved samme indtag. Dette selvfølgelig ud fra gennemsnitsbetragtninger.

Jeg vil klart anbefale at få en app til mobilen til at hjælpe dig med at holde styr på regnskabet.

Magter du ikke at veje og taste igennem længere tid, så gør dig selv den store tjeneste at få tastet et par dage og gerne en hel uge, indtil du har et billede af, hvad du gennemsnitligt indtager i løbet af en dag. Så kan du bruge det som rettesnor med de usikkerheder, der så vil være, hvis du afviger væsentligt fra indhold eller mængde.

Jeg har som nævnt selv haft glæde af den gratis app YAZIO, og der findes flere slags, så der er lidt at vælge imellem.

Er du mere til regneark eller papir, er det selvfølgelig også en mulighed. Vigtigst er blot, at du får et retvisende billede af dit kalorieindtag.

Tilsvarende skal du også have styr på den ekstra forbrænding, du opnår via aktivitet.

Det kan være såvel motion som havearbejde eller andre hjemlige gøremål. Her er det vigtigt, at du er særligt opmærksom på det, du gør mere af i forbindelse med din ambition om at komme i bedre form.

Bruger du i forvejen meget energi på forskellige fysiske gøremål, så skal du tage højde for det i den samlede udregning af, hvor mange kalorier, du må indtage.

I app'en YAZIO kan man angive, hvor aktiv man er i dagligdagen, hvorefter aap'en beregner ekstra kalorier til grundniveauet. Hertil lægger man så konkrete aktiviteter såsom en times rengøring, en 30 minutters gåtur og så fremdeles.

Pas på med alkohol (og tobak)

Alkohol har to kedelige egenskaber i forhold til ernæring og motion.

For det første er der en del kalorier i alkohol.

Eksempelvis er der ca. 150 kalorier i en almindelig øl, ca. 125 i et glas rødvin og ca. 45 kalorier i to centiliter rom. Det bliver derfor hurtigt synligt i kalorieregnskabet med blot to til tre genstande om dagen. Her ser jeg lige bort fra, at Sundhedsstyrelsen anbefaler, at man højst indtager ti genstande om ugen.

Den anden ulempe ved alkohol er, at en beruselse påvirker din evne til at motionere. Du behøver ikke engang drikke dig i hegnet for at blive sat dagevis tilbage i dit træningsprogram.

Som nævnt tidligere i denne bog, er jeg velsignet med, at jeg faktisk slet ikke bryder mig specielt meget om alkohol. Derfor har alkohol for mit vedkommende kun i meget begrænset omfang spillet ind.

I omtalte periode fra april 2019 og frem til i dag, har jeg kun drukket alkohol en eller to håndfulde gange og kun været beruset tre-fire gange. De to gange hvor den fik, hvad den kunne trække, blev jeg sat minimum et par dage tilbage i træningen. Et par dages tilbageslag lyder jo ikke af meget, men det er skidt, når man går efter personlige rekorder, hvor hver dag tæller frem mod rekordforsøget.

Og jeg er sikker på, at det ville have været betydeligt mere end et par dage, hvis ikke min grundform var så god, som den var.

Tobak er i forhold til bogens tema dilemmafyldt: Det øger jo forbrændingen, men er skidt for konditionen. At det også er skidt for helbredet generelt, gør naturligvis, at man skal holde sig fra det. Jeg har aldrig røget fast, men har røget fast til fester. Når jeg bliver tilpas beruset, vil jeg ryge. Det er en megadårlig vane, som jeg nok skal kvæle ved at undgå at blive tilpas beruset.

Start stille og roligt

Vi er retur ved tålmodigheden.

Selv jeg, der er et meget tålmodigt væsen, vil gerne se en effekt inden for højst en uge.

Og du kan da også gøre så meget og spise så lidt, at du ser en hurtig effekt. Men risikoen er, at du inden effekten indtræder, allerede har mistet gejsten og/eller overtrænet eller givet dig selv en skade.

Vil du gerne tabe dig, så gå efter højst et halvt kilo pr. uge, men forvent udsving, og at du derfor tidligst kan konstatere et lille vægttab efter to til tre uger.

'Jamen jeg skal smide 30 kilo. Det vil jo tage over et år?!'.

Jo, men alternativet kan meget let være, at du smider fem til seks kilo i løbet af de første fem til seks uger og derefter mister motivationen og tager det hele og måske mere på igen.

Det er de små ændringer, og det lange, seje træk, der skal til.

Og det gælder egentlig også, hvis du bare skal smide en håndfuld kilo.

For det skulle gerne være sådan, at ændringerne er til at leve med fremadrettet. Ellers kommer kiloene blot retur, når du vender tilbage til de gamle vaner.

Jeg har for ganske nyligt indset, at de par kilo jeg gerne vil smide på strategiske steder på kroppen, også skal ske stille og roligt. Og det, indrømmer jeg, er svært at acceptere – jeg vil stadig gerne have effekten allerede i morgen.

Samme tålmodighed skal du udvise, når det gælder motion. Især hvis du slet ikke er vant til at dyrke motion. Der findes en masse inspiration til opstart indenfor alverdens sportsgrene. Så det er blot om at finde den motionsform, du bedst kan lide – eller som du hader mindst.

Tag det også roligt, hvis din øgede aktivitet sker via huslige gøremål. Såvel havearbejde som rengøring kan sagtens føre til skader som følge af overanstrengelse. Jeg har tidligere skuret og hækklippet mig til en tennisalbue.

Begræns eller erstat det syndige

Måske kan du rigtig godt lide chokolade, vin eller noget helt tredje. Så giv dig selv lov til at få det, men sørg for, at der er plads i kalorieregnskabet.

Eksempelvis kan du tage et glas vin i stedet for tre. Eller du kan nøjes med 50 gram chokolade i stedet for 200. Hvis regnskabet levner plads. Hvis ikke, så kan du måske skabe plads med øget aktivitet.

Jeg har selv haft en kæmpe bunke med grene i haven, som jeg kunne arbejde med, når lysten til 'noget lækkert' blev for stor, og der skulle skabes plads til flere kalorier.

Det kan også være, at du kan erstatte det, du elsker med noget, der er lige så godt, når du bliver lækkersulten. For mit eget vedkommende har jeg i perioder tyet en del til knækbrød med et lille, tyndt lag peanutbutter. I dag smøres det oftest på en gulerodsbolle i stedet.

Jeg elsker det!

Det kunne jo også være et lille, tyndt lag smørechokolade, selvom der er rigtig mange kalorier heri.

Her må du prøve dig frem og finde det, som du synes om.

Er du, som jeg, slem til at spise sent om aftenen, så kan jeg anbefale, at du overvejer at gå i seng i stedet for at spise. For mig var og er det nemlig vanen, og ikke sulten, der drev mig til køleskabet. Det med at gå i seng var især noget, jeg brugte i starten. I dag har jeg lidt mere selvkontrol og kan sagtens undvære. Samtidig ved jeg også i dag, at jeg kan tabe mig igen, hvis jeg skulle få brug for det.

Spis og drik ting, der mætter

Noget af det værste ved en diæt er, hvis du føler dig sulten.

Sulten øger din risiko for at ty til de gamle vaner og bare spise løs, indtil du er mæt og måske endda også fortsætte, efter du er mæt.

Men det er faktisk muligt at spise rigtig meget uden at proppe sig med kalorier.

Og her er det svært at komme uden om grønsager.

Det er godt at spise nærmest alle slags grønsager. Men sådan noget som agurk fylder kun godt op, men mætter ikke ret meget. Det består mest af vand, hvilket dog også er godt for dig – så spis endelig masser af agurk, hvis det er din favoritgrønsag.

Grønsager såsom broccoli, kål og bønner har en noget større evne til at mætte.

Bønner har også et relativt høj kalorieindhold, så dem skal du naturligvis supplere med andre grønsager med færre kalorier.

Vand eller anden væske uden eller med meget få kalorier er et godt supplement til dine måltider. Hermed fylder det hele lidt mere i maven, og du får hurtigere følelsen af mæthed. Har du også fyldt maven med ting, som kroppen kan arbejde med, så holder din følelse af mæthed længere.

Sidst, men ikke mindst, skal du være varsom med fødevarer, som har et højt indhold af 'tomme kalorier' – altså mange kulhydrater, som omsættes nærmest med det samme, du indtager dem. Eksempelvis sukkerholdige drikke eller hvidt brød uden hverken fibre eller kerner.

Frugt er ikke grønt

De gamle kostråd nævnte 600 gram frugt og grønt om dagen.

Men selvom frugt er sundt, så pas på med, hvad du indtager. For der er en hel del kalorier i flere typer frugt i forhold til grønsager.

For eksempel er der omkring 90 kalorier i 100 gram banan (en mellemstørrelse banan), mens der er ca. 40 kalorier i 100 gram gulerødder.

Æbler er der ca. 50 kalorier i pr. 100 gram (standardstørrelse æble), mens der er ca. det halve i tomater.

Honningmelon er der ca. 25 kalorier i pr. 100 gram, mens der er ca. 15 i agurk.

Frugten med dens forholdsvis mange kulhydrater kan give en kortsigtet mæthedsfornemmelse, mens grønsagerne giver kroppen lidt mere at arbejde med. Et mix er derfor at foretrække.

Elsker du frugt og hader grønsager, så spis endelig løs, men sørg for at sammensætte din frugtkurv, så kalorieregnskabet ikke stikker af.

Med disse eksempler håber jeg at have givet lidt inspiration til en god kombination af frugt og grønt, så det ikke vælter dit kalorieregnskab.

Giv dig selv lov til at fejle

Det vil være naturligt, at du løber ind i dage, hvor din nye livsstil griner dig direkte op i ansigtet, og du bare har lyst til at kaste dig på sofaen med en pose chips og en plade Marabou.

Og hvis det ikke lige er en af de allerførste dage med din nye livsstil, så gør det.

Sørg dog for at holde styr på regnskabet. Det kan være, at du den dag kommer til at skylde to til tre tusinde kalorier i regnskabet, men i det mindste ved du så, hvorfor du ikke lige taber dig den næste uges tid og måske i stedet tager en smule på igen.

De ekstra kalorier kan du eventuelt afskrive og acceptere, at du er sat lidt tilbage i dine bestræbelser. Du kan naturligvis også forsøge at indhente dem over den næste uges tid. Men det kræver så en endnu mere disciplineret indsats. Og er du klar til det?

Jeg hørte en omtale fra et tv-program om en familiefar, der forsøgte at tabe sig. Han faldt tilbage i de usunde vaner – jeg tror blot, at det var en enkelt dag. Han endte med at give den fuld gas på det usunde denne dag, hvilket hans familie kritiserede ham for og kom med denne sammenligning: 'Hvis du punkterer på det ene dæk, så går du da ikke i gang med at pifte det andet, fordi det hele nu kan være lige meget'.

Det, jeg forsøger at sige her, er, at du skal give dig selv lov til at spise mere eller dyrke mindre motion, end du havde planlagt, når du render ind i de dage.

Men husk, at der kommer en dag i morgen, hvor prisen skal betales. Så i stedet for at ligge på sofaen hele aftenen og spise chips, kage og chokolade, så kunne du måske nøjes med at gøre det en times tid.

Nyd effekten af en sundere kost og bedre kondi

At ændre min livsstil er det bedste, jeg nogensinde har gjort for mig selv.

Jeg tager næsten aldrig astmamedicin mere, og jeg har et højere energiniveau i dag, end før jeg begyndte. Jeg er dog spændt på at se effekten af min styrketræning, når jeg i den kommende sæson atter skal en tur i haven og klippe Durups vel nok ondeste hæk.

Men det tager selvfølgelig tid at komme i form, hvorfor vi atter er retur til den tålmodighed.

Derfor opfordrer jeg dig her til slut til at give dig selv minimum en måned og gerne et par stykker, hvor du både fokuserer på kosten og stille og roligt øger dit aktivitetsniveau.

Så garanterer jeg, at du vil kunne mærke en forskel på energiniveauet efter den første måned.

En forskel som med stor sandsynlighed vil motivere dig til at fortsætte med din nye livsstil.

God fornøjelse.

Henvisninger

Sundhedsstyrelsen har meget interessant materiale, blandt andet en guide, der hedder 'Små skridt til vægttab - der holder'.

Herudover har jeg, som nævnt flere gange i bogen, haft stor glæde af YAZIO til at holde styr på mit kalorieregnskab. Men der findes også andre apps derude.

Giver din app ikke svaret på, hvor mange kalorier, du forbrænder ved en bestemt aktivitet, så kan der være hjælp at hente på nettet. Der er mange, der giver deres bud på kalorieforbrænding. Vær dog kildekritisk og undlad at gå efter den udbyder, der foreslår den højeste forbrænding.

Også træningsprogrammer findes til alle ambitionsniveauer. Selv kunne jeg godt tænke mig at lære at fægte – ikke nødvendigvis som Zorro, men blot sådan lidt hyggefægtning.

Sidst, men ikke mindst, er der masser af god inspiration at hente til sund mad. Jeg er selv ret dårlig til at finde nye opskrifter, men hjælpen er lige rundt om hjørnet, hvis du savner inspiration. Tag for eksempel et kig på Hjerteforeningens eller Gigtforeningens hjemmesider.